Soluzione per il cancro al pancreas per i nuovi pazienti diagnosticati

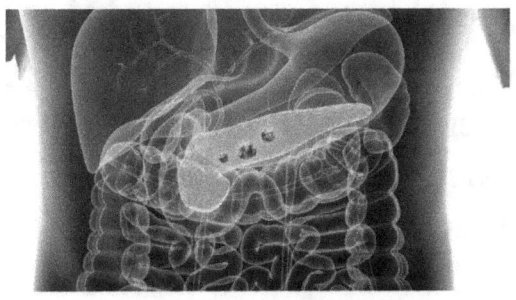

La guida completa per comprendere cause, sintomi, diagnosi, trattamento, prevenzione e gestione dell'adenocarcinoma pancreatico

Dr Racheal A. Fields

Tabella dei contenuti

Prefazione...7

introduzione..9

Capitolo 1..13

Introduzione al cancro al pancreas........................ 13

   1.1 Panoramica sul cancro al pancreas.................13

   1.2 Struttura e funzione normale del pancreas.......16

Capitolo 2..19

Comprendere il cancro al pancreas..........................19

   2.1 Cause e fattori di rischio................................ 19

   2.2 Tipi e classificazione....................................22

   2.3 Stadi del cancro al pancreas........................... 24

Capitolo 3.. 27

Segni, sintomi e diagnosi... 27

   3.1 Riconoscere i sintomi del cancro al pancreas.. 27

   3.2 Test diagnostici per il cancro al pancreas.........30

Capitolo 4... 33

Opzioni di trattamento... 33

   4.1 Panoramica delle modalità di trattamento........ 33

   4.2 Diversi tipi di opzioni terapeutiche per il cancro al pancreas...35

   4.3 Effetti collaterali delle diverse opzioni terapeutiche..39

   4.4 Gestione dei sintomi e degli effetti collaterali....42

Capitolo 5... 46

Stile di vita e terapia di supporto............................. 46

5.1 Nutrizione e dieta durante il trattamento del cancro al pancreas.. 46

5.2 Raccomandazioni sugli esercizi per i pazienti affetti da cancro al pancreas................................50

5.3 Strategie di coping e supporto per pazienti e caregiver.. 56

Capitolo 6.. **60**

Prevenzione e riduzione del rischio...................... **60**

6.1 Strategie per la prevenzione del cancro al pancreas e misure di riduzione del rischio.............60

Capitolo 7.. **64**

Prognosi e tassi di sopravvivenza........................**64**

7.1 Comprensione della prognosi e dei fattori predittivi.. 64

7.2 Tassi di sopravvivenza e fattori che li influenzano 67

Capitolo 8.. **71**

Vivere con il cancro al pancreas............................**71**

8.1 Preoccupazioni sulla qualità della vita nel cancro del pancreas... 71

8.2 Servizi e risorse di supporto............................ 74

Conclusione..**78**

Glossario dei termini chiave...............................**80**

3

Dedicato a mia cognata, che ha combattuto e sconfitto il cancro e ora è libera dal cancro.

Cerca altre guide sulla salute dello stesso autore

Parole Di Incoraggiamento Per Coloro Che Stanno Combattendo Il Cancro O La Cui Amata Sta Combattendo

Sei più forte di quanto pensi. Ogni giorno affronti la battaglia contro il cancro con coraggio e resilienza. Di fronte alle avversità, il tuo spirito brilla, ispirando chi ti circonda.

Ricorda, anche nei momenti più bui, c'è speranza. Appoggiati al tuo sistema di supporto, apprezza l'amore della famiglia e degli amici e mantieni la tua fede nel potere della guarigione. La tua determinazione e positività sono le tue armi più grandi.

Hai questo! Ogni piccola vittoria è un passo avanti verso la vittoria della guerra contro il cancro. Continua a combattere, continua a credere e non perdere mai di vista l'incredibile forza dentro di te. Il tuo viaggio può essere duro, ma tu sei più duro. Il mondo è con te, ti incoraggia in questo capitolo impegnativo della tua vita.

Ti saremo per sempre grati se potessi dedicare qualche minuto dopo aver finito di leggere a lasciarci una recensione positiva su Amazon.

La tua recensione non solo ci aiuterà a raggiungere un pubblico più ampio, ma aiuterà anche i nostri lettori a scoprire il valore del libro.

Sappiamo che il tuo tempo è prezioso, quindi apprezziamo davvero la tua disponibilità a condividere i tuoi pensieri con noi. Grazie in anticipo per la tua gentile recensione.

Prefazione

Questa guida mira a fornire informazioni complete e accessibili sul cancro del pancreas, coprendo vari aspetti dalla sua comprensione, fattori di rischio, sintomi, opzioni di trattamento, alle diverse strategie per la gestione della malattia e il miglioramento della qualità della vita dei pazienti e di chi li assiste.

Il cancro del pancreas pone sfide uniche a causa della sua natura aggressiva e della diagnosi spesso in fase avanzata. Comprendere le sfumature di questa malattia, dai primi segni alle opzioni di trattamento, può avere un impatto significativo sulla cura e sui risultati del paziente.

Il contenuto di questa guida mira a offrire una risorsa concisa ma informativa per pazienti, operatori sanitari e chiunque cerchi una comprensione più profonda del cancro del pancreas. Ci auguriamo che questa guida possa fungere da preziosa compagna, offrendo indicazioni e approfondimenti per affrontare le complessità di questa malattia con conoscenza e supporto.

introduzione

Il signor Frank, un prospero architetto di 46 anni, ha vissuto una vita appagante con una carriera fiorente, una famiglia amorevole e uno stretto gruppo di amici. Ogni giorno era segnato dai suoi successi architettonici e dal calore della compagnia.

Tuttavia, ha notato sottili cambiamenti – perdita di peso e stanchezza persistente – che hanno interrotto la sua routine altrimenti impeccabile. Preoccupato per la sua salute, si impegnò nella ricerca, concentrandosi in particolare sui segni preoccupanti del cancro al pancreas come dolore addominale e ittero. Questa ricerca lo ha portato a questa utile risorsa intitolata "***Soluzione per il cancro al pancreas per i nuovi pazienti diagnosticati.***"

Riconoscendo le possibili implicazioni di questi sintomi, il signor Frank consultò il suo medico di famiglia. Dopo una serie di accertamenti, la diagnosi di cancro al pancreas confermò le sue preoccupazioni.

Tuttavia, armato di conoscenza e resilienza, riconobbe che la diagnosi precoce rappresentava un'opportunità di intervento, non una sentenza definitiva. A 46 anni, l'età in cui aumentano i casi di cancro al pancreas, l'urgenza ha alimentato la sua determinazione.

Con ferma determinazione, il signor Frank ha rispettato diligentemente gli appuntamenti del suo medico e ha iniziato i trattamenti, fondendo i consigli medici con gli approfondimenti della guida.

Le giornate si sono tramutate in visite in ospedale, colloqui con specialisti e adeguamenti del suo stile di vita in linea con le raccomandazioni della guida. Nel corso del tempo, la sinergia tra l'esperienza medica e la guida del libro ha iniziato a mostrare risultati promettenti.

I mesi si sono svolti come una battaglia impegnativa in cui la tenacia è diventata la sua più fedele alleata. Alimentato da una risolutezza incrollabile e dall'integrazione della consulenza medica e della conoscenza del libro, il signor Frank ha riacquistato lentamente ma costantemente la sua salute.

Il cancro, una volta una minaccia incombente, cominciò a ritirarsi, permettendo alla luce della vita di risplendere ancora una volta. In questa lotta vittoriosa contro le avversità, il signor Frank ha scoperto un ritrovato apprezzamento per il valore della vita e il significato essenziale della salute, della famiglia e degli amici.

Capitolo 1.

Introduzione al cancro al pancreas

1.1 Panoramica sul cancro al pancreas

Il cancro al pancreas è un tumore maligno che ha origine nei tessuti del pancreas, un organo situato dietro lo stomaco. Noto per la sua natura aggressiva, il cancro del pancreas si sviluppa quando le cellule del pancreas iniziano a crescere in modo incontrollabile, formando tumori. Questa condizione è difficile da individuare nelle sue fasi iniziali, e spesso porta a una diagnosi ritardata e a opzioni terapeutiche limitate.

Il pancreas svolge un ruolo cruciale nella produzione di enzimi per la digestione e di ormoni, inclusa l'insulina, che regola i livelli di zucchero nel sangue. Il cancro al pancreas può avere un impatto sia sulle funzioni digestive che su quelle endocrine dell'organo, contribuendo a vari sintomi e complicazioni di salute.

Comprendere le cause e i fattori di rischio associati al cancro del pancreas è essenziale. Anche se la causa esatta rimane poco chiara, alcuni fattori di rischio, come il fumo, la storia familiare, la pancreatite cronica, l'obesità e l'età, sono stati identificati come potenziali contributori al suo sviluppo.

La diagnosi di cancro al pancreas prevede una combinazione di test di imaging, biopsie e altre procedure per confermare la presenza di tumori e determinarne lo stadio e la diffusione all'interno del corpo.

Data la natura aggressiva del cancro del pancreas, il trattamento spesso prevede un approccio multidisciplinare, che può includere chirurgia, chemioterapia, radioterapia, immunoterapia e terapia mirata.

Tuttavia, il successo del trattamento e la prognosi dipendono in larga misura dallo stadio in cui viene diagnosticato il cancro e dalla salute generale dell'individuo.

Convivere con il cancro del pancreas pone varie sfide per i pazienti e i loro caregiver, che richiedono un focus sulla gestione dei sintomi, sul mantenimento della qualità della vita e sulla ricerca di supporto durante tutto il percorso.

Questa panoramica funge da base per l'esplorazione completa dei vari aspetti del cancro del pancreas, con l'obiettivo di fornire spunti essenziali per comprendere, diagnosticare, trattare e convivere con questa condizione.

1.2 Struttura e funzione normale del pancreas

Il pancreas, un organo vitale situato dietro lo stomaco, svolge due funzioni primarie all'interno del corpo: esocrina ed endocrina.

Funzione esocrina:

La parte esocrina del pancreas produce enzimi cruciali per la digestione. Questi enzimi aiutano a scomporre grassi, proteine e carboidrati nell'intestino tenue, facilitando l'assorbimento dei nutrienti. Gli enzimi pancreatici, tra cui amilasi, lipasi e proteasi, vengono trasportati nell'intestino tenue attraverso il dotto pancreatico.

Funzione endocrina:
La funzione endocrina prevede la produzione e la secrezione di ormoni, principalmente insulina e glucagone. La funzione cruciale di questi ormoni è controllare i livelli di zucchero nel sangue. L'insulina aiuta le cellule ad assorbire il glucosio dal flusso sanguigno, abbassando così i livelli di zucchero nel sangue, mentre il glucagone stimola il rilascio del glucosio immagazzinato quando i livelli di zucchero nel sangue diminuiscono.

Il pancreas contiene gruppi di cellule conosciute come isole di Langerhans, che ospitano le cellule produttrici di ormoni responsabili della funzione endocrina. Le cellule alfa all'interno delle isole producono glucagone, mentre le cellule beta producono insulina.

L'intricato equilibrio tra le funzioni esocrine ed endocrine del pancreas è essenziale per mantenere una corretta digestione e regolare i livelli di zucchero nel sangue nel corpo. Qualsiasi interruzione o malfunzionamento di queste funzioni può portare a vari problemi di salute, comprese malattie del pancreas come la pancreatite o il cancro al pancreas. Comprendere la normale struttura e funzione del pancreas è fondamentale per comprendere l'impatto e le implicazioni delle malattie che colpiscono questo organo vitale.

Capitolo 2.

Comprendere il cancro al pancreas

2.1 Cause e fattori di rischio

Cause:

La causa esatta del cancro al pancreas rimane incerta. Tuttavia, alcuni fattori possono portare allo sviluppo di questa malattia. Si ritiene che le mutazioni genetiche, in particolare le alterazioni nel DNA delle cellule pancreatiche, svolgano un ruolo significativo. Queste mutazioni possono indurre le cellule a crescere in modo incontrollabile e formare tumori.

Fattori di rischio:

Sono stati individuati diversi fattori di rischio che possono aumentare la probabilità di sviluppare il cancro al pancreas:

- **Età**: L'età avanzata è un fattore di rischio significativo. La maggior parte dei casi si verifica in individui di età superiore ai 45 anni e la maggior parte viene diagnosticata dopo i 65 anni.

- *Fumare*: Il fumo di sigaretta è uno dei fattori di rischio modificabili più critici per il cancro del pancreas. I fumatori corrono un rischio maggiore rispetto ai non fumatori.

- **Storia famigliare**: Gli individui con una storia familiare di cancro al pancreas o di alcune sindromi genetiche hanno un rischio maggiore.

- *Pancreatite cronica:*
L'infiammazione di lunga durata del pancreas, nota come pancreatite cronica, può aumentare il rischio di sviluppare il cancro al pancreas.

- *Obesità*: Essere in sovrappeso o obesi può contribuire ad aumentare il rischio di cancro al pancreas.

- *Diabete*: È stato osservato un legame tra il diabete di nuova insorgenza e il cancro del pancreas, sebbene l'esatta natura di questo rapporto rimanga oggetto di studio.

- *Dieta*: Alcuni fattori dietetici, come una dieta ricca di carni rosse o lavorate e un basso apporto di frutta e verdura, possono essere associati ad un aumento del rischio.

Comprendere queste cause e fattori di rischio è essenziale per identificare gli individui che potrebbero essere a maggior rischio di cancro al pancreas.

Tuttavia, è importante notare che avere uno o più fattori di rischio non garantisce lo sviluppo della malattia e alcuni individui con diagnosi di cancro al pancreas potrebbero non avere alcun fattore di rischio identificabile.

2.2 Tipi e classificazione

Il cancro del pancreas può essere ampiamente classificato in due tipi principali in base alle cellule in cui inizia il cancro:

Cancro al pancreas esocrino:
Questo è il tipo più comune di cancro al pancreas, originato dalle cellule esocrine che producono enzimi per la digestione. La forma più diffusa di cancro del pancreas esocrino è l'adenocarcinoma, che rappresenta la maggior parte dei casi.

Cancro endocrino del pancreas (tumori neuroendocrini):

Questi tumori si sviluppano nelle cellule endocrine responsabili della produzione di ormoni. Questa tipologia è meno comune ma comprende diversi sottotipi di tumori neuroendocrini, ciascuno con le sue caratteristiche e comportamenti.

Classificazione per posizione e diffusione:

Localizzato: Il cancro è confinato al pancreas senza diffondersi ad organi distanti.

Localmente avanzato: Il tumore potrebbe essersi esteso oltre il pancreas ma non si è diffuso a siti distanti.

Metastatico: il cancro si è diffuso a organi o parti del corpo distanti, spesso al fegato, ai polmoni o al peritoneo.

2.3 Stadi del cancro al pancreas

La stadiazione del cancro del pancreas viene effettuata per determinare l'entità della malattia, guidare le decisioni terapeutiche e fornire informazioni sulla prognosi. Le fasi sono classificate come segue:

Stadio 0 (carcinoma in situ): In questa fase iniziale, le cellule tumorali sono confinate negli strati superiori delle cellule che rivestono i dotti pancreatici e non si sono diffuse ai tessuti o agli organi circostanti.

Fase I e II: Questi stadi coinvolgono il cancro localizzato ma con vari gradi di diffusione all'interno del pancreas o ai tessuti e agli organi vicini. I tumori allo stadio I sono generalmente più piccoli e confinati al pancreas, mentre sono in stadioII, il cancro potrebbe essere ingrandito e diffuso alle strutture vicine o ai linfonodi.

Fase III: Il cancro in questa fase si è tipicamente diffuso oltre il pancreas, coinvolgendo i vasi sanguigni o i linfonodi vicini, ma non ha ancora metastatizzato in organi distanti.

Fase IV: Questo stadio indica la fase più avanzata e critica del cancro del pancreas, in cui il cancro si è diffuso ampiamente a organi distanti come il fegato, i polmoni o il peritoneo. È considerato metastatico e comporta una prognosi peggiore.

La stadiazione del cancro del pancreas è essenziale per determinare gli approcci terapeutici, la prognosi e guidare le discussioni tra pazienti e operatori sanitari riguardo alla progressione della malattia e ai potenziali esiti.

Capitolo 3.

Segni, sintomi e diagnosi

3.1 Riconoscere i sintomi del cancro al pancreas

Il cancro al pancreas spesso presenta pochi, se non nessuno, sintomi precoci, rendendolo difficile da rilevare nelle sue fasi iniziali. Tuttavia, con il peggioramento della malattia, possono manifestarsi alcuni segni e sintomi, tra cui:

- **Dolore addominale o alla schiena**: Fastidio o dolore all'addome o alla parte bassa della schiena, che potrebbe peggiorare mentre si mangia o si sta sdraiati.

- *Ittero*: Ingiallimento della pelle e del bianco degli occhi dovuto al blocco del dotto biliare da parte del tumore.

- *Perdita di peso inspiegabile:* Perdita di peso improvvisa e inspiegabile nonostante le normali abitudini alimentari.

- *Perdita di appetito*: Un ridotto desiderio di cibo, che porta ad una riduzione dell'assunzione e ad una conseguente perdita di peso.

- *Problemi digestivi:* Nausea, vomito, alterazioni dei movimenti intestinali e difficoltà a digerire il cibo possono verificarsi a causa del blocco del tratto digestivo.

- *Diabete di nuova insorgenza:*Alcuni individui possono sviluppare il diabete senza una causa chiara, il che potrebbe essere un indicatore di cancro al pancreas.

- **Fatica**: Sentirsi stanchi o deboli anche con un riposo adeguato può essere un sintomo della progressione del cancro.

- **Cambiamenti nel colore delle feci**: Feci chiare o grasse derivanti dalla mancanza di enzimi pancreatici che raggiungono l'intestino per una corretta digestione.

Riconoscere questi segni e sintomi è fondamentale, soprattutto per gli individui a rischio più elevato a causa della storia familiare, del fumo o di altri fattori di rischio. Se si verificano questi sintomi in modo persistente, si consiglia di consultare un operatore sanitario per una corretta valutazione e diagnosi. La diagnosi precoce svolge un ruolo fondamentale nel migliorare i risultati del trattamento per il cancro del pancreas.

3.2 Test diagnostici per il cancro al pancreas

La diagnosi del cancro del pancreas prevede vari test per confermare la presenza della malattia, determinarne lo stadio e guidare il trattamento appropriato. Le procedure diagnostiche includono:

Test di imaging:

- **Scansione TC**: Fornisce immagini in sezione trasversale dettagliate del pancreas e degli organi circostanti.
- **risonanza magnetica**: Offre immagini dettagliate per valutare il pancreas, i vasi sanguigni vicini e gli organi.

- **Ecografia endoscopica (EUS):** Combina l'endoscopia con gli ultrasuoni per ottenere immagini ad alta risoluzione del pancreas e delle aree circostanti.
- **Colangiopancreatografia retrograda endoscopica (ERCP):** Consente l'esame dei dotti pancreatici e biliari mediante un endoscopio.

Biopsia:

- **Biopsia endoscopica:** I campioni di tessuto vengono ottenuti durante una procedura endoscopica per essere esaminati al microscopio per confermare la presenza di cellule tumorali.
- **Aspirazione con ago sottile (FNA):** Utilizzo di un ago sottile per estrarre tessuto o fluido dal pancreas per l'analisi.

Analisi del sangue:

- **Marcatori tumorali**: esami del sangue per rilevare sostanze specifiche associate al cancro del pancreas, come CA 19-9 e CEA.

Colangiografia transepatica percutanea (PTC):

- Implica l'iniezione di colorante nel fegato per delineare i dotti biliari sui raggi X, aiutando a rilevare i blocchi causati da tumori pancreatici.

Questi test diagnostici svolgono un ruolo cruciale nel confermare la presenza del cancro del pancreas, nel determinare lo stadio della malattia e nell'orientare l'approccio terapeutico più adatto. Discutere queste opzioni con un operatore sanitario è fondamentale per una corretta valutazione e diagnosi.

Capitolo 4.

Opzioni di trattamento

4.1 Panoramica delle modalità di trattamento

Il trattamento del cancro al pancreas è complesso e spesso comporta un approccio multidisciplinare per affrontare la natura aggressiva della malattia.

Per gestire il cancro del pancreas vengono utilizzate varie modalità, con l'obiettivo di controllare la progressione del cancro e migliorare la qualità della vita del paziente.

Queste modalità di trattamento comprendono diversi approcci quali:

chirurgia, chemioterapia, radioterapia, immunoterapia, terapia mirata.

La scelta della modalità di trattamento o della combinazione di modalità dipende da vari fattori, tra cui lo stadio del cancro, la salute generale dell'individuo e le caratteristiche specifiche del tumore.

Ciascuna modalità di trattamento comporta una propria serie di benefici e potenziali effetti collaterali. Un piano di trattamento integrato è adattato a ciascun paziente, spesso prevedendo una combinazione di questi approcci per ottenere il miglior risultato possibile.

Comprendere le modalità di trattamento disponibili è fondamentale per prendere decisioni informate e sviluppare una strategia di trattamento completa per il cancro del pancreas.

4.2 Diversi tipi di opzioni terapeutiche per il cancro al pancreas

Chirurgia:

- **Procedura:** L'intervento chirurgico prevede la rimozione del tumore e, se necessario, di parti del pancreas, degli organi vicini o dei tessuti colpiti dal cancro. Può essere potenzialmente curativo nelle fasi iniziali o mirato ad alleviare i sintomi e migliorare la qualità della vita nei casi avanzati.
- Scopo: La chirurgia mira a eliminare il cancro o a ridurne le dimensioni, migliorando le possibilità di successo del trattamento e fornendo potenzialmente una possibilità di sopravvivenza a lungo termine.

Chemioterapia:

- **Procedura:** Somministrazione di farmaci, per via orale o endovenosa, per uccidere le cellule tumorali o rallentarne la crescita. Può essere utilizzato prima o dopo l'intervento chirurgico o come trattamento primario per la malattia avanzata.
- *Scopo*: La chemioterapia mira a ridurre le dimensioni dei tumori, a prevenire la diffusione del cancro e a uccidere le cellule tumorali in tutto il corpo, con l'obiettivo di controllare la malattia e migliorare la qualità della vita.

Radioterapia:
- **Procedura:** Coinvolge raggi o particelle ad alta energia che prendono di mira il sito del cancro per distruggere le cellule tumorali o inibirne la crescita. Può essere

somministrato esternamente (radiazione a fascio esterno) o internamente tramite dispositivi impiantati (brachiterapia).

- **Scopo**: La radioterapia mira a ridurre le dimensioni dei tumori, alleviare i sintomi e impedire che il cancro si ripresenti o si diffonda ulteriormente.

Immunoterapia:

- **Procedura**:I farmaci immunoterapici vengono utilizzati per stimolare il sistema immunitario del corpo a riconoscere e attaccare specificamente le cellule tumorali.
- Scopo: L'immunoterapia mira a potenziare le difese naturali dell'organismo contro il cancro, aiutando il sistema immunitario a colpire e distruggere meglio le cellule tumorali.

Terapia mirata:

- **Procedura**: questo trattamento utilizza farmaci che prendono di mira specificamente determinate molecole o percorsi coinvolti nella crescita e nella diffusione delle cellule tumorali.
- **Scopo**: La terapia mirata mira a interrompere le anomalie specifiche all'interno delle cellule tumorali, inibendone la crescita e prevenendone l'ulteriore diffusione.

Ciascuna modalità o combinazione di trattamento viene scelta in base a fattori quali lo stadio del cancro, la salute generale dell'individuo e le caratteristiche del tumore.

Gli obiettivi primari di questi trattamenti sono controllare il cancro, alleviare i sintomi, migliorare la qualità della vita e potenzialmente prolungare la sopravvivenza.

La scelta del trattamento mira a ottenere il miglior risultato possibile per l'individuo affetto da cancro del pancreas.

4.3 Effetti collaterali delle diverse opzioni terapeutiche

Chirurgia:

- **Possibili effetti collaterali:** Dopo l'intervento chirurgico, i potenziali effetti collaterali possono includere dolore, infezioni, coaguli di sangue, problemi digestivi e rischio di diabete se una parte del pancreas viene rimossa.

Chemioterapia:

- **Possibili effetti collaterali:** Gli effetti collaterali comuni della chemioterapia possono comprendere nausea, vomito, affaticamento, perdita di capelli, diminuzione della conta delle cellule del sangue (che porta ad un aumento del rischio di infezione o sanguinamento) e neuropatia periferica.

Radioterapia:

- **Possibili effetti collaterali:** Gli effetti collaterali della radioterapia potrebbero includere cambiamenti della pelle nel sito di trattamento, affaticamento, problemi digestivi e potenziali effetti a lungo termine sui tessuti e sugli organi circostanti.

Immunoterapia:

- **Possibili effetti collaterali:** L'immunoterapia potrebbe portare a eventi avversi immuno-correlati, tra cui eruzioni cutanee, affaticamento, diarrea e, meno frequentemente, condizioni immuno-correlate più gravi che colpiscono vari organi.

Terapia mirata:

- **Possibili effetti collaterali:** Gli effetti collaterali della terapia mirata possono includere problemi alla pelle, diarrea, anomalie epatiche, ipertensione e rischio di coagulazione del sangue.

Comprendere questi potenziali effetti collaterali è essenziale, poiché variano in intensità e frequenza per ciascun individuo. Gli operatori sanitari spesso lavorano per gestire e mitigare questi effetti collaterali per garantire la migliore qualità di vita possibile durante e dopo il trattamento.

4.4 Gestione dei sintomi e degli effetti collaterali

Farmaci:

- Vari farmaci possono aiutare a gestire i sintomi e gli effetti collaterali. Ad esempio, i farmaci antinausea possono alleviare la nausea indotta dalla chemioterapia e gli antidolorifici possono aiutare a ridurre il disagio dopo l'intervento chirurgico.

Modifiche dietetiche:

- Una dieta ben bilanciata può aiutare a gestire gli effetti collaterali. Regolare l'assunzione di cibo per combattere la nausea, mantenere l'idratazione e consumare cibi facilmente digeribili può aiutare a gestire i problemi digestivi.

Terapia di supporto:

- Terapie di supporto, come la terapia fisica, la terapia occupazionale e la consulenza, possono aiutare a gestire l'affaticamento, a mantenere la funzione e ad affrontare lo stress emotivo.

Gestione del dolore:

- Il dolore può essere una preoccupazione significativa. Varie strategie di gestione del dolore, inclusi farmaci, blocchi nervosi o altri interventi, possono aiutare ad alleviare il disagio e migliorare la qualità della vita.

Monitoraggio e aggiustamento dei trattamenti:

- Il monitoraggio regolare da parte degli operatori sanitari aiuta a valutare l'efficacia del trattamento e a gestire gli effetti collaterali. È possibile apportare modifiche ai piani di trattamento per ridurre gli effetti collaterali o migliorare la gestione dei sintomi.

Aggiustamenti dello stile di vita:

- Incorporare esercizio fisico, tecniche di rilassamento e riposo adeguato può aiutare a gestire l'affaticamento, migliorare il benessere generale e affrontare lo stress della malattia e del trattamento.

Comunicazione aperta:

- Il dialogo aperto con gli operatori sanitari sui sintomi e sugli effetti collaterali consente interventi tempestivi e aggiustamenti nei piani di trattamento. I pazienti devono esprimere le loro preoccupazioni al proprio team sanitario.

La gestione dei sintomi e degli effetti collaterali è parte integrante del trattamento del cancro del pancreas. Gli approcci su misura, inclusa una combinazione di farmaci, aggiustamenti dello stile di vita e cure di supporto, svolgono un ruolo significativo nel migliorare la qualità della vita delle persone sottoposte a trattamento.

Capitolo 5.

Stile di vita e terapia di supporto

5.1 Nutrizione e dieta durante il trattamento del cancro al pancreas

Mantenere l'equilibrio nutrizionale:

- Una dieta ben bilanciata è fondamentale per supportare l'organismo durante il trattamento del cancro al pancreas. Enfatizzare una dieta ricca di frutta, verdura, proteine magre e cereali integrali per fornire nutrienti essenziali.

Idratazione adeguata:

- Rimanere ben idratati è importante, soprattutto se si verificano problemi digestivi. Bere molti liquidi può aiutare a gestire sintomi come diarrea o vomito e prevenire la disidratazione.

Pasti piccoli e frequenti:

- Optare per pasti più piccoli e più frequenti durante la giornata per favorire la digestione e ridurre al minimo il disagio. Questo approccio può anche aiutare a gestire sintomi come nausea e sazietà precoce.

Integrazione enzimatica:

- Potrebbero essere consigliati integratori di enzimi per aiutare la digestione, in particolare se il pancreas non produce abbastanza enzimi digestivi. Questi integratori possono aiutare a scomporre il cibo e migliorare l'assorbimento dei nutrienti.

Evitare alcuni alimenti:
- Alcuni individui potrebbero scoprire che evitare cibi piccanti, grassi o molto ricchi di fibre può aiutare ad alleviare il disagio digestivo. È importante identificare ed evitare alimenti specifici che potrebbero scatenare i sintomi.

Consultare un dietista:
- Chiedere consiglio a un dietista registrato può essere utile. Possono offrire consigli nutrizionali personalizzati, soddisfare le esigenze dietetiche individuali e fornire strategie per la gestione dei sintomi e il mantenimento di un'alimentazione ottimale.

Monitoraggio delle variazioni di peso:

- Tenere traccia dei cambiamenti di peso è importante. Se si verifica una perdita di peso o si ha difficoltà a mantenere il peso, è essenziale collaborare con un team sanitario per affrontare questi problemi.

Mantenere una corretta alimentazione durante il trattamento del cancro al pancreas può aiutare a gestire i sintomi, sostenere la salute generale e migliorare la capacità del corpo di far fronte agli effetti del trattamento.

La consulenza con gli operatori sanitari, compreso un dietista, può fornire guida e supporto personalizzati durante tutto il percorso terapeutico.

5.2 Raccomandazioni sugli esercizi per i pazienti affetti da cancro al pancreas

Consultazione con gli operatori sanitari:

- Prima di iniziare un regime di esercizi, è importante consultare gli operatori sanitari per determinare il livello appropriato di attività fisica adatto alle condizioni di salute individuali e allo stadio del trattamento del cancro.

Introduzione graduale dell'esercizio:

- Iniziare con esercizi a basso impatto e aumentare gradualmente l'intensità in base alla tolleranza. Concentrati su attività come camminare, aerobica leggera o esercizi di stretching.

Esercizi di allenamento per la forza e flessibilità:

- Incorpora esercizi di allenamento per la forza e routine di flessibilità per mantenere la massa muscolare e la mobilità articolare. Fasce di resistenza o pesi leggeri possono essere utilizzati sotto guida.

Bilanciare riposo e attività:

- È fondamentale trovare un equilibrio tra riposo ed esercizio fisico. È fondamentale ascoltare il corpo ed evitare di spingersi oltre i limiti personali, soprattutto nei periodi di stanchezza.

Attività fisica regolare:

- Impegnarsi per un'attività fisica regolare e costante, puntando ad almeno 150 minuti a settimana di esercizio di moderata intensità, come raccomandato dagli operatori sanitari.

Benefici dell'esercizio:

- L'esercizio fisico può migliorare i livelli di energia, ridurre l'affaticamento, mantenere la funzione fisica e avere un impatto positivo sul benessere emotivo, aiutando a gestire gli effetti collaterali del trattamento del cancro.

Supervisione e Monitoraggio:

- Considera l'idea di esercitarti sotto la supervisione di un professionista qualificato o in un programma strutturato appositamente progettato per le persone affette da cancro. Il monitoraggio regolare da parte degli operatori sanitari è essenziale per garantire la sicurezza e progressi adeguati.

Per esercizi di allenamento più dettagliati per i malati di cancro fare clic suQui. Oppure dai un'occhiata a questo fantastico libro dello stesso autore su Amazon "LA GUIDA COMPLETA ALL'ALLENAMENTO PER IL CANCRO: Esercizi gratuiti con attrezzature semplici per terapie e recupero per il trattamento del cancro".

L'esercizio fisico svolge un ruolo significativo nel migliorare la qualità complessiva della vita delle persone sottoposte a trattamento per il cancro del pancreas. Seguire raccomandazioni di esercizi su misura, progettate in consultazione con gli operatori sanitari, può aiutare a gestire gli effetti collaterali, migliorare la funzione fisica e contribuire al benessere generale durante il trattamento.

LINEE GUIDA PER L'ESERCIZIO PER I PAZIENTI CON CANCRO DEL PANCREAS:

Consultazione con gli operatori sanitari:

- Prima di iniziare un programma di esercizi, consultare gli operatori sanitari per garantire la sicurezza e l'idoneità in base alle condizioni di salute e al piano di trattamento dell'individuo.

Inizia lentamente e progredisci gradualmente:

- Inizia con attività a bassa intensità e aumenta lentamente la durata e l'intensità in base ai livelli di comfort e alle raccomandazioni sulla salute.

Obiettivo per la regolarità:

- Cercare di essere coerenti nelle routine di allenamento, puntando ad almeno 150 minuti a settimana di esercizio aerobico di intensità moderata, salvo diversamente consigliato dagli operatori sanitari.

Incorporare l'allenamento della forza:
- Includere esercizi di allenamento per la forza due o tre volte a settimana, concentrandosi su tutti i principali gruppi muscolari. Utilizzare pesi leggeri o fasce di resistenza sotto la guida adeguata.

Esercizi di flessibilità ed equilibrio:
- Integra esercizi di flessibilità ed equilibrio per mantenere la mobilità articolare e prevenire la rigidità, incorporando attività come stretching o yoga.

Monitora e ascolta il tuo corpo:
- Osserva come il tuo corpo reagisce all'attività. Se ti senti stanco o

provi disagio, è importante riposare e regolare l'intensità o la durata dell'esercizio.

5.3 Strategie di coping e supporto per pazienti e caregiver

Educazione e comunicazione:

- Incoraggiare una comunicazione aperta e cercare informazioni sulla malattia e sulle opzioni di trattamento. Comprendere la condizione aiuta a prendere decisioni informate e a gestire le aspettative.

Reti di supporto:

- Interagisci con gruppi di supporto, forum online o servizi di consulenza per entrare in contatto con altri che affrontano sfide simili. Condividere esperienze ed emozioni con i coetanei può fornire conforto e spunti preziosi.

Automedicazione:
- Dai priorità alla cura di te stesso mantenendo uno stile di vita equilibrato, impegnandoti in attività che portano gioia e concentrandoti sul benessere mentale ed emotivo. Lo stress può essere gestito praticando esercizi di consapevolezza, meditazione o rilassamento.

Cerca aiuto professionale:
- Considera la possibilità di cercare il supporto di professionisti o terapisti della salute mentale per affrontare l'impatto emotivo della malattia e del trattamento. L'orientamento professionale può aiutare ad affrontare l'ansia, la depressione o lo stress.

Impegnarsi nell'attività fisica:

- L'esercizio fisico regolare può aiutare a gestire lo stress e a migliorare il benessere generale sia dei pazienti che degli operatori sanitari.

Tregua e pause:

- I caregiver dovrebbero programmare delle pause e cercare una tregua per evitare il burnout. Prendersi del tempo per se stessi è fondamentale per mantenere la propria salute e il proprio benessere.

Adattamento e flessibilità:

- Abbraccia l'adattamento e la flessibilità nella routine quotidiana, adattandoti secondo necessità per accogliere le mutevoli circostanze e le sfide che si presentano durante il percorso terapeutico.

Esprimere e condividere sentimenti:
- I pazienti e gli operatori sanitari dovrebbero sentirsi a proprio agio nell'esprimere i propri sentimenti e preoccupazioni. Creare uno spazio sicuro per discussioni aperte può alleviare il carico emotivo.

Affrontare il cancro del pancreas è un viaggio impegnativo e il supporto per i pazienti e gli operatori sanitari è essenziale.

L'implementazione di strategie di coping e la ricerca di supporto possono aiutare in modo significativo nella gestione degli aspetti emotivi e psicologici della malattia, favorendo la resilienza e migliorando la qualità complessiva della vita sia per i pazienti che per la loro rete di supporto.

Capitolo 6.

Prevenzione e riduzione del rischio

6.1 Strategie per la prevenzione del cancro al pancreas e misure di riduzione del rischio

Cessazione del tabacco:

- Il singolo fattore di rischio modificabile più significativo per il cancro del pancreas è il fumo. Smettere di fumare riduce il rischio di sviluppare la malattia.

Scelte dietetiche:

- Adottare una dieta ricca di frutta, verdura e cereali integrali riducendo al minimo il consumo di carni lavorate e un eccessivo consumo di carne rossa. Una dieta equilibrata può contribuire a ridurre il rischio.

Mantenere un peso sano:

- L'obesità e l'eccesso di peso aumentano il rischio di cancro al pancreas. Mantenere un peso sano attraverso una dieta equilibrata e un regolare esercizio fisico può essere preventivo.

Consumo moderato di alcol:

- Limitare l'assunzione di alcol, poiché il consumo eccessivo di alcol è associato a un rischio più elevato di cancro al pancreas. Si consiglia di attenersi alle linee guida consigliate.

Gestione della pancreatite cronica:

- Se viene diagnosticata una pancreatite cronica, aderire alle strategie di gestione raccomandate per ridurre il rischio di cancro al pancreas.

Gestione del diabete:

- Se hai il diabete, gestiscilo in modo efficace attraverso cambiamenti nello stile di vita e, se necessario, farmaci. Il diabete ben controllato può ridurre il rischio di cancro al pancreas.

Consulenza genetica:

- Gli individui con una storia familiare di cancro al pancreas o di sindromi genetiche note legate alla malattia dovrebbero prendere in considerazione la consulenza genetica e lo screening precoce.

Esposizione ambientale:

- Ridurre al minimo l'esposizione a fattori professionali o ambientali dannosi che possono aumentare il rischio di cancro al pancreas.

Prevenire il cancro al pancreas implica scegliere uno stile di vita sano, evitare i fattori di rischio e gestire le condizioni che possono contribuire allo sviluppo della malattia. L'implementazione di queste misure di riduzione del rischio può aiutare a ridurre il rischio di sviluppare il cancro al pancreas e contribuire al benessere generale.

Capitolo 7.

Prognosi e tassi di sopravvivenza

7.1 Comprensione della prognosi e dei fattori predittivi

Panoramica sulla prognosi:
- Il cancro del pancreas ha spesso una prognosi sfavorevole a causa della sua natura aggressiva e della diagnosi in fase avanzata. La prognosi varia in base a molteplici fattori, tra cui lo stadio, la localizzazione e la salute individuale del cancro.

*Tassi di stadiazione e
sopravvivenza:*

- La stadiazione determina l'entità della diffusione del cancro e guida le decisioni terapeutiche. I tassi di sopravvivenza differiscono in base allo stadio del cancro al momento della diagnosi, con gli stadi più precoci che offrono una prognosi migliore.

Fattori predittivi:

- Diversi fattori possono influenzare la prognosi, tra cui le dimensioni del tumore, la posizione, il grado e la risposta del cancro al trattamento. Inoltre, la salute generale del paziente e la risposta alla terapia sono fattori cruciali.

Metastasi e diffusione:

- La presenza di metastasi o la diffusione del cancro ad organi distanti influisce in modo significativo sulla prognosi, spesso indicando uno stadio più avanzato e difficile.

Risposta al trattamento e salute generale:

- La risposta al trattamento e la salute generale del paziente svolgono un ruolo fondamentale nel determinare la prognosi. Il modo in cui il cancro risponde alla terapia e la capacità del paziente di tollerare il trattamento incidono in modo significativo sui risultati.

Fattori genetici e molecolari:

- I progressi nella comprensione delle caratteristiche genetiche e molecolari del cancro possono offrire approfondimenti sulla prognosi e sulla potenziale risposta a trattamenti specifici.

Comprendere la prognosi e i fattori predittivi del cancro del pancreas è fondamentale affinché i pazienti e gli operatori sanitari possano prendere decisioni informate sugli approcci terapeutici e sui risultati attesi. La prognosi è influenzata da vari elementi, sottolineando la necessità di cure personalizzate e di monitoraggio continuo per migliorare i risultati dei pazienti.

7.2 Tassi di sopravvivenza e fattori che li influenzano

Tassi di sopravvivenza complessivi:
- Il cancro del pancreas ha tassi di sopravvivenza relativamente bassi rispetto a molti altri tumori. Il tasso di sopravvivenza a cinque anni è generalmente basso, principalmente a causa della diagnosi in fase avanzata e del

comportamento aggressivo del tumore.

Stadiazione e sopravvivenza:

- Lo stadio del cancro al momento della diagnosi ha un impatto significativo sui tassi di sopravvivenza. Gli stadi più precoci hanno spesso tassi di sopravvivenza più elevati rispetto agli stadi più avanzati in cui il cancro si è diffuso.

Resecabilità chirurgica:

- I pazienti che si sottopongono con successo alla rimozione chirurgica del tumore hanno tassi di sopravvivenza migliori rispetto a quelli per i quali la chirurgia non è fattibile a causa della posizione, delle dimensioni o della diffusione del tumore.

Risposta al trattamento:

- La risposta del cancro al trattamento, compresa la chirurgia, la chemioterapia o le radiazioni, può influenzare i tassi di sopravvivenza. Una risposta positiva può prolungare la sopravvivenza.

Salute generale del paziente:

- La salute generale del paziente e la capacità di tollerare il trattamento influiscono sui tassi di sopravvivenza. Una buona salute generale può spesso contribuire a risultati migliori.

Metastasi e diffusione:

- La presenza di metastasi o la diffusione del cancro ad organi distanti riduce drasticamente i tassi di sopravvivenza.

Fattori genetici e molecolari:

- I progressi nella comprensione delle caratteristiche genetiche e molecolari del tipo di cancro aiutano a identificare fattori specifici che possono influenzare i tassi di sopravvivenza e guidare trattamenti su misura.

I tassi di sopravvivenza nel cancro del pancreas sono influenzati da vari fattori, principalmente dallo stadio alla diagnosi, dalla risposta al trattamento e dalla salute generale dell'individuo. Comprendere questi fattori è essenziale sia per i pazienti che per gli operatori sanitari per prendere decisioni informate e migliorare i risultati.

Capitolo 8.

Vivere con il cancro al pancreas

8.1 Preoccupazioni sulla qualità della vita nel cancro del pancreas

Gestione del dolore:
- Il dolore è una preoccupazione significativa nel cancro del pancreas. Tecniche efficaci di gestione del dolore sono fondamentali per migliorare la qualità della vita.

Supporto nutrizionale:
- I problemi digestivi possono influenzare le abitudini alimentari.

Il supporto e la guida nutrizionale possono aiutare a gestire i sintomi e a mantenere un'alimentazione adeguata.

Supporto emotivo e salute mentale:
- Affrontare la diagnosi e il trattamento del cancro del pancreas può essere emotivamente impegnativo. I gruppi di consulenza e di supporto possono aiutare ad affrontare lo stress, l'ansia e la depressione.

Gestione della fatica:
- L'affaticamento è comune nei pazienti affetti da cancro. Gestire i livelli di energia e incorporare periodi di riposo e attività è importante per la qualità della vita.

Funzione fisica ed esercizio fisico:

- Mantenere la funzione fisica attraverso programmi di esercizi su misura può aiutare a migliorare la forza, la mobilità e il benessere generale.

Supporto familiare e sociale:

- Il sostegno della famiglia e degli amici è fondamentale. Le connessioni sociali e una forte rete di supporto possono avere un impatto positivo sulla qualità della vita durante il trattamento.

Gestione dei sintomi e cure palliative:

- Le cure palliative si concentrano sulla gestione dei sintomi e sul miglioramento della qualità generale della vita, garantendo comfort e supporto sia ai pazienti che agli operatori sanitari.

Preoccupazioni finanziarie e pratiche:

- Il trattamento del cancro al pancreas può comportare stress finanziario. L'accesso alle risorse, alla guida finanziaria e al supporto pratico possono alleviare queste preoccupazioni.

Comprendere e affrontare queste preoccupazioni relative alla qualità della vita può migliorare significativamente il benessere delle persone sottoposte a trattamento per il cancro del pancreas. Un supporto su misura e strategie di gestione adeguate sono fondamentali per migliorare la qualità complessiva della vita durante il percorso verso il cancro.

8.2 Servizi e risorse di supporto

Gruppi di supporto:

- Partecipa a gruppi di supporto locali o online specifici per il cancro al pancreas per entrare in contatto con altri che affrontano sfide simili e condividere esperienze.

Servizi di consulenza e salute mentale:

- Accedere a servizi di consulenza e salute mentale per affrontare lo stress emotivo, l'ansia e la depressione legati alla diagnosi e al trattamento del cancro.

Servizi di cure palliative:

- Cercare servizi di cure palliative per gestire i sintomi, migliorare la qualità della vita e fornire supporto sia ai pazienti che agli operatori sanitari.

Centri oncologici e ospedali:

- Molti centri e ospedali oncologici offrono servizi e risorse specializzati in grado di soddisfare le esigenze dei pazienti affetti da cancro al pancreas e delle loro famiglie.

Assistenza finanziaria e orientamento:

- Esplora i programmi di assistenza finanziaria disponibili o le linee guida per gestire l'onere finanziario spesso associato al trattamento del cancro.

Materiali didattici e risorse online:

- Accedi a risorse online affidabili e materiali didattici offerti da organizzazioni oncologiche e siti Web affidabili incentrati sul cancro del pancreas.

Servizi di consulenza genetica:

- Per le persone con una storia familiare di cancro al pancreas, i servizi di consulenza genetica possono fornire informazioni e indicazioni sulla valutazione del rischio e sullo screening precoce.

Servizi di assistenza domiciliare e hospice:
- Utilizzare l'assistenza domiciliare o i servizi di hospice per ulteriore supporto e cura dei pazienti nel comfort delle loro case, soprattutto negli stadi avanzati della malattia.

L'accesso a questi servizi e risorse di supporto può fornire assistenza e guida preziose per i pazienti e gli operatori sanitari che affrontano le sfide del cancro del pancreas. Cercare il supporto di questi servizi può avere un impatto positivo sulla qualità della vita e aiutare a superare le complessità della malattia.

Conclusione

Il cancro del pancreas è una malattia complessa con una prognosi relativamente sfavorevole, spesso diagnosticata in stadi successivi. Comprendere i fattori di rischio, i sintomi e le modalità di trattamento disponibili è fondamentale. Le strategie di prevenzione, come evitare il tabacco, mantenere uno stile di vita sano e gestire le condizioni di salute correlate, svolgono un ruolo significativo nel ridurre il rischio di questa malattia.

Per coloro che ricevono la diagnosi, è importante concentrarsi sulla gestione dei sintomi, sulla ricerca dei giusti servizi di supporto e sulla garanzia della migliore qualità di vita possibile. L'accesso a gruppi di sostegno, consulenza e servizi di cure palliative può essere di grande aiuto nell'affrontare le sfide emotive e fisiche.

I progressi nei trattamenti e la ricerca in corso offrono speranza per risultati migliori. È fondamentale rimanere informati, chiedere consiglio agli operatori sanitari e rimanere in contatto con le reti di supporto durante tutto il viaggio.

Il cancro al pancreas rimane una condizione complessa e impegnativa, ma con il giusto supporto, le informazioni e le cure su misura è possibile affrontare il viaggio con una migliore qualità della vita e un processo decisionale informato.

Glossario dei termini chiave

Tumore del pancreas: Un tumore maligno che si sviluppa nel pancreas, un organo responsabile della produzione di enzimi digestivi e ormoni come l'insulina.

Tumore: massa anormale di tessuto che può essere benigna o cancerosa, caratterizzata da una crescita incontrollata.

Metastasi: La diffusione delle cellule tumorali dalla loro posizione originale ad altre parti del corpo.

Chemioterapia: Trattamento che utilizza farmaci per uccidere o rallentare la crescita delle cellule tumorali.

Radioterapia: Trattamento che utilizza raggi o particelle ad alta energia per distruggere le cellule tumorali.

Immunoterapia: Trattamento che utilizza farmaci per stimolare il sistema immunitario del corpo ad attaccare le cellule tumorali.

Chirurgia: Una procedura medica per rimuovere un tumore o tessuti colpiti.

Prognosi: il probabile decorso e l'esito della malattia in base a vari fattori, che prevedono i tassi di sopravvivenza e la risposta al trattamento.

Messa in scena: Determinare l'estensione e la diffusione del cancro nel corpo per guidare le decisioni terapeutiche.

Diagnosi: Identificare una malattia o una condizione sulla base di segni, sintomi e test medici.

Biopsia: Rimozione ed esame di una piccola quantità di tessuto per la diagnosi o l'analisi.

Supplementazione di enzimi: Utilizzo di enzimi per facilitare il processo di digestione, spesso utilizzato nei casi in cui il pancreas non produce abbastanza enzimi.

Cure palliative: Cure mediche specialistiche volte ad alleviare i sintomi e lo stress di una malattia grave.

Metabolismo: I processi chimici all'interno del corpo che convertono il cibo in energia e altre sostanze essenziali.

Resecabilità: La possibilità che un tumore venga rimosso chirurgicamente.

Qualità della vita: Benessere generale che comprende gli aspetti fisici, emotivi e sociali della vita.

Gestione del dolore: Strategie e trattamenti per alleviare il dolore associato alla malattia e trattamento.

Gruppi di supporto: gruppi di individui che condividono esperienze simili e si forniscono supporto emotivo e guida a vicenda.

Consulenza genetica: Guida professionale che aiuta le persone a comprendere i fattori genetici e il rischio di sviluppare determinate condizioni.

Tassi di sopravvivenza: Statistiche che descrivono la probabilità di sopravvivere a una malattia o condizione specifica per un determinato periodo di tempo.

Questo glossario comprende i termini chiave utilizzati nella guida, fornendo una comprensione dei concetti critici relativi al cancro del pancreas e alla sua gestione.

Appunti

Data: _____

_____

_____

_____

_____

_____

_____

_____

_____

_____

_____

Appunti

Data:

_____

_____

_____

_____

_____

_____

_____

_____

_____

_____

Appunti

Appunti

Data:
_____

_____

_____

_____

_____

_____

_____

_____

_____

_____

Appunti

Data:

Appunti

Data:

_____

_____

_____

_____

_____

_____

_____

_____

_____

_____

Appunti

Data: _____

_____

_____

_____

_____

_____

_____

_____

_____

_____

Appunti

Data:

Appunti

Data: _____

_____

_____

_____

_____

_____

_____

_____

_____

_____

Appunti

Data:

_____

_____

_____

_____

_____

_____

_____

_____

_____

_____

Appunti

_____

_____

_____

_____

_____

_____

_____

_____

_____

Appunti

Data:

_____

_____

_____

_____

_____

_____

_____

_____

_____

_____

Appunti

Appunti

Data:

_____

_____

_____

_____

_____

_____

_____

_____

_____

_____